Ketogene Ernährung

Abnehmen in 7 Tagen

Inhaltsverzeichnis

1.Ketogene - Worum geht es eigentlich?

Kannst Du wirklich weniger als 500 Kalorien zu dir nehmen und trotzdem alle notwendigen Vitamine und Nährstoffe erhalten? Kannst du nur ein einziges kleines Stück Nahrung pro Tag essen, ohne gesundheitliche Schäden oder andere Beeinträchtigungen zu riskieren?

Wenn man versucht, nur durch eine Reduzierung von Kalorien abzunehmen, beschreiben die meisten Personen, dass sie unter Müdigkeit und intensiven Hungergefühlen leiden und sich anstrengen müssen, diese unter Kontrolle zu halten.

Hast du die meisten Diäten satt? Weil sie dich hungern lassen und schlapp machen? Hast du keine Lust mehr auf die Jo-Jo-Effekte?

Wünschst du dir eine einfach umzusetzende Diät, die dich nicht hungern lässt, dir genug Energie verleiht und gleichzeitig auch noch gesund ist?

Nichtsdestoweniger könnten wir vielleicht einen kleinen Erfolg für 1-2 Wochen nach dem Einhalten eines Diätplans oder Ernährungsprogramms sehen, welches unsere Nahrungsmenge begrenzt und unsere Mahlzeiten penibel strukturiert. Allerdings klettert unser Gewicht, nachdem wir diese Art von Diät beenden, wieder auf die alten Werte. Der Grund dafür ist einfach: Viele Diäten basieren auf Einschränkungen, welche uns mehr oder weniger aufgezwungen werden. Die Konsequenzen dieses Nahrungsentzugs sind, dass diese Unterdrückung in der Form von Essensgelüsten, einem unorganisierten Verlangen nach dem Runterschlingen von allen verbotenen Lebensmitteln, die wir vorher für eine Weile nicht essen durften, und im schlimmsten aller Fälle sogar zu Essanfällen an die Oberfläche kommt. Kennst du das psychologische Phänomen von Unterdrückung und Umleitung? Unsere Physiologie ist nicht viel anders: Wenn wir unseren normalen Appetit und unsere Triebe zu stark kontrollieren müssen und zu wenig (oder nicht wohlschmeckend genug) essen, dann fügen wir unserem Körper Schaden zu. Obwohl hochbeschränkende Diäten, welche auf einer extremen Kalorienverringerung oder strikter Lebensmitteltrennung aufgebaut sind, funktionieren können, wenn wir 1-2 Kilo innerhalb einer Woche verlieren wollen, müssen wir uns fragen, was wir mit unseren Langzeitzielen machen wollen.

Für viele von uns ist unser Gewicht ein größeres Problem, welches wir gerne unter Kontrolle halten wollen und für eine längere Zeit, ja sogar für immer, steuern möchten. Aus diesen Gründen brauchen wir eine ausgewogene Diät, die nicht auf extreme Kalorienreduzierung und Nahrungsmittelbeschränkung aufbaut. Die Ketogene Diät hat die wunderbaren Zutaten für einen schnellen und zuverlässigen Gewichtsverlust für sich gefunden: Einen hohen Anteil an Fett, eine mittelmäßige Menge an Proteine und niedrige Kohlenhydratmengen.

In groben Zügen ist die Ketogene Diät die perfekte Formel für jeden, der versucht, die Kilos in einem kurzen bis mittelfristigen Zeitraum purzeln zu lassen. Du wirst sichtbar schlanker werden, während du ein ausgeglichenes Leben weiterführen wirst und dieses kurbelt weiterhin deinen Stoffwechsel langfristig an. Suchst du nach einem überfallartigen Gewichtsverlust von 3-4 Kilos innerhalb einer Woche, da du einer der wichtigsten Gäste oder einer der Hauptdarsteller bei einer Hochzeit sein wirst? Dann möchtest du vielleicht ein anderes Programm mit einer aggressiveren Vorgehensweise und kurzfristigen Ergebnissen ausprobieren. Oder möchtest du lieber eine zuverlässige und langanhaltende Gewichtsverluststrategie, die im Prinzip deinen Körper nach deinen Wünschen neu formt, vorausgesetzt, du hältst ein paar einfache, aber strenge Regeln ein? Dann bist du mehr als willkommen, dich auf die Ketogene Diät zu setzen! Ganz sicher wirst du nach 7 Tagen schon Ergebnisse erkennen können.

Viele Menschen, welche sich nach den Regeln der Ketogenen Diät ernähren, schätzen diese für ihren hochnutritiven Wert, obwohl es hauptsächlich ein Programm zum Abnehmen ist. Was heißt das nun genau? Während dich andere Diäten hungern lassen, besänftigt der hohe Fettanteil in dieser Diät deine Hungergefühle. Fettige Substanzen spielen eine wichtige Rolle in dieser Diät, besonders weil sie die kleine Menge an Kohlenhydraten aufwiegen sollen. Obwohl viele Menschen das Gefühl haben, dass sie Brot, Kekse, Pasta und ähnliches befriedigt, findet sich nach einem längeren Zeitraum ein negativer Effekt ein: Je mehr Kohlenhydrate du isst, desto mehr verlangst du nach ihnen. Oder anders ausgedrückt, unser Körper gewöhnt sich daran, sich nur dann satt zu fühlen, wenn wir kohlenhydratreiche Speisen zu uns nehmen. Hast du schon gemerkt, dass du, wenn du normalerweise täglich Brot/Pasta/Müsli isst und diese dann plötzlich aufgibst und nur noch Früchte oder Gemüse zu dir nimmst, dass du dann trotz allem sofort wieder Hunger bekommst? Der Grund ist genau der, den wir vorher schon hervorgehoben haben. Du zwingst deinen Körper unabsichtlich in eine Abhängigkeit von Kohlenhydraten. Das Wort hört sich vielleicht ein bisschen harsch an. Sind denn Kohlenhydrate wirklich so schlimm? Vielleicht wären sie nicht so unerwünscht, wenn es dir egal ist ob du schlank und gut aussehend bleiben möchtest. Wenn du dir mal den Kontext anschaust, in dem du gerne einige Kilos abnehmen möchtest, und du wunderst dich, weshalb du sie eigentlich immer noch drauf hast, dann ist die Antwort einfach: Größere Mengen an Kohlenhydraten sind nicht deine Verbündeten. Du solltest dich von ihnen fernhalten. Das ketogene Programm kann dir helfen, dieses in einer gut aufgebauten Art und Weise durchzuführen, welche dein Verhältnis zu deinem Essen neu umformt, deinen Stoffwechsel antreibt, die ungewünschten Kilos purzeln lässt und dich dabei zur gleichen Zeit gesund und gut ernährt.

2.Diese Regeln musst du kennen

2.1. Bewiesene Effekte der Ketogenen Diät

Die Ketogene Diät versetzt deinen Körper durch eine Änderung deines Essverhaltens und Stoffwechsels in einen neuen „Zustand". Bedingungslos wird dein Körper in der Lage sein, ohne viele Kohlenhydrate und ohne das Aufkommen von einem Verlangen nach Essen und Hungergefühlen (welches manchmal mehr eine Vorstellung als ein echter Gefühlszustand ist), auszukommen. Wie schafft es die Ketogene Diät, dir beim Abnehmen zu helfen und dich dabei vor dem Risiko, wieder hungrig zu werden, zu bewahren? Der Schlussstrich ist, dass dein Stoffwechsel durch die Ketogene Diät langzeitig umgewandelt wird: Du wirst wahrscheinlich nicht mehr auf in die alte Gewohnheit des „Trostessens" zurückfallen. Warum? Die Erklärung dazu ist größtenteils auf die Tatsache zurückzuführen, dass die Ketogene Diät sich nicht unbedingt auf wenigen Kalorien oder dem Essen einer begrenzten Menge basiert...zumindest nicht als Schwerpunkt und auf keinen Fall in einer radikalen Form. Idealerweise solltest du während der Diät noch gemäßigt essen und nicht maßlos übertreiben. Trotzdem kannst du jetzt sicher sein, dass das gefürchtete (aber ähnliche) Verhaltensmuster vieler Diäten mit dem Ausgleichsessen und einer Art des Abnehmens, welche das Leben vieler Menschen prägt, hinter dir gelassen werden kann, sobald du dich entscheidest, mit der Ketogenen Diät anzufangen und deren Grundregeln strikt zu befolgen.

Neben einer relative großen Menge an Fett nutzt die Ketogene Diät eine mittelmäßige bis hohe Proteinzunahme und wenig Kohlenhydrate. Wenig Kohlenhydrate heißt, dass du wenig Hunger und so gut wie keine Abhängigkeit für Essen oder ein Verlangen danach verspürst. Mit dieser dreidimensionalen Formel aus viel Fett, mäßigem Protein und wenig Kohlenhydraten muß man meist nicht die Menge der Kalorien, die man zu sich nimmt, bewußt reduzieren, außer, wenn die Person unter viel Übergewicht leidet und einen beachtlichen Gewichtsverlust plant. Deshalb kann man mit gutem Gewissen sagen, dass die Ketogene Diät für jeden, der abnehmen und gleichzeitig normale, nach klar definierten Grundsätzen kombinierte und erstellte Essensmengen zu sich nehmen möchte, vorteilhaft ist.

Der gemäßigte Proteingehalt soll dir dabei helfen, gesund, gut ernährt, schlank und voller Energie während des ketogenen Programms zu bleiben. Der erhöhte Fettgehalt wird deine Energie weiterhin durch einen Anstieg in Kalorien, welche in konzentrierter Form und kleinen Mengen zugeführt werden, ankurbeln. Ungleich anderer Nahrungsmittel hilft dir Fett, dich gesättigt und gut genährt zu fühlen, ohne deinen Magen bis zur Oberkante füllen zu müssen. Automatisch wirst du dich leichter fühlen, obwohl du regelmäßig fetthaltige Speisen isst. Trotzdem denke bitte daran, dass nicht alles Fettsorten in dieser Diät erlaubt sind. Es gibt einen Grund für den scheinbaren Wahnsinn von fettreich essen und dabei abzunehmen.

Wie lange sollte man es durchführen? Im Prinzip ist die Ketogene Diät eine Lebenseinstellung und Lebensphilosophie. Diese Diät ist mit der Idee erstellt worden, dein Idealgewicht auf eine unbestimmte Dauer zu halten – idealerweise für den Rest deines Lebens! Du mußt dich nicht mehr auf etwas anderes umstellen, wenn du einmal siehst, wie wunderbar du aussiehst und dich fühlst.

Was ist denn nun eigentlich das „Geheimnis" der Ketogenen Diät? Warum funktioniert sie so gut und wie erhält man so viele Vorteile, welche vielleicht nicht sofort ins Auge fallen, wenn du nur darüber nachdenkst, welche Speisen du essen kannst? Was wirkt bei einer ketogene Diät genau? Solch eine Diät baut auf einen Prozeß im Körper auf, der Ketose genannt wird. Nachdem medizinische Spezialisten die weitgehenden Vorteile dieses Prozesses für Gewichtsverlust und sogar Zellregenerierung entdeckten, haben viele angefangen, sich diese als Ziel zu setzen, welches für mehrere Auswirkungen erreicht werden musste.

Wie du vielleicht schon weißt, gibt es mehrere ketogene Diäten, welche uns von Spezialisten vorgestellt worden sind. Alle haben die gleichen Prozesse als Ansatzpunkt, variieren aber in ihren Gewichtsverlustzielen. Die Ketose ist ein Zustand, den unser Körper nach ungefähr 48-72 Stunden ohne, oder nur einer verringerten Kohlenhydratzufuhr, erreicht. Da unser Körper seine Energie normalerweise aus unserem Blutzucker bezieht, wechselt diese Quelle, wenn wir ihm nicht genug Zucker zuführen. Wie passiert das denn? Anstelle, in dem Zustand der Glykolyse zu verbleiben, sollten wir einen Stoffwechselzustand der Ketose anzielen, bei dem der Körper seine Energiezufuhr von Ketonen in unserem Blut bezieht. Die

Auswirkung dieses Prozesses bedeutet, dass der Körper anfängt, sich von seinen eigenen Zellen zu ernähren. Wirst du Muskelmasse und vielleicht sogar ein paar Gliedmaßen verlieren, wenn du die Ketogene Diät befolgst? Auf gar keinen Fall! Es gibt Leute, die es bevorzugen, ein paar Tage nacheinander zu fasten, um Ketose zu erreichen und den Körper in einen Zustand zu versetzen, bei dem er sich von seinem eigenen Gewebe ernährt. Wieso tun sie sich das denn an, wenn sie soviel zu verlieren haben? Tatsächlich aber bedeutet es, dass der Zauber der Ketose den Körper zwingt, sich zum Überleben von „schlechten Zellen" zu ernähren. Aus diesem Grund wird eine Einleitung von Ketose nicht nur für Gewichtsverlust, aber auch für eine breitere Absicht zur Zellregenerierung genutzt. Anti-Aging-Strategien als auch Krebsvorsorge oder Heilung (der frühen Stadien) können diesen interessanten Stoffwechselprozess der Ketose mit einbeziehen.

Ein wesentlicher Vorteil der Ketogenen Diät, welchen wir nicht ignorieren sollten, ist deren bemerkenswerte Geschwindigkeit. Sie funktioniert über einen mäßigen Zeitraum von zum Beispiel 1-3 Wochen, um deinen Stoffwechsel sicher zu ändern und in der Ketose zu „verankern". Falls du dir keine spezielle, kurzzeitige „Frist" zum Abnehmen gesetzt hast, dann ist die Ketogene Diät eine fantastische Weise, deinem Körper beizubringen, seine eigenen Fette zu verbrennen.

Diese Diät wird mehr für diejenigen empfohlen, welche die Geduld und Zeit aufbringen können, um ihre Beziehung zu ihrem Essen umzugestalten, als für die Personen, die innerhalb von ein paar Tagen 2-3kg abnehmen möchten, ohne sich darum zu kümmern, was danach eigentlich mit ihrem Körper geschieht. Trotzdem muss man sich keine Sorgen um die Geschwindigkeit machen, mit der die Kilos purzeln, da Wissenschaftler behaupten, dass wir durch die Ketogene Diät zweimal so schnell Gewicht verlieren als durch das Befolgen von Regeln zur Kalorienreduktion. Das Warum kann man auf den ketogenen Effekt zurückführen, bei dem der Insulinspiegel im Körper gesenkt wird, welches demzufolge den Nieren hilft, überschüssiges Salz auszuscheiden. Da sich der Körper „entwässert", sobald man auf die Ketogene Diät gesetzt wird, verliert man folglich schneller an Gewicht, als man es eigentlich für die ersten Wochen erwartet. Der sichtbarste Effekt kann während der Anfangsphase der ketogenen Diät verfolgt werden. Nach ein paar Monaten nimmt man zwar langsamer, aber trotz allem stetig ab.

Einer der größten Vorteile der Ketogenen Diät, den man immer im Sinn behalten sollte, ist die Tatsache, dass sie auf natürliche Art und Weise das Bauchfett attackiert. Falls du eine der Personen bist, die an Bauch und Hüfte zunehmen, während der Rest deines Körpers gut genug aussieht, dann wird diese Diät bei dir Wunder wirken! Mehr noch, falls du wegen dem Alter, einem Überschuss an Toxinen, Alkohol- und Zuckerkonsum oder wegen einer Schwangerschaft zugenommen hast, dann stehen die Chancen gut, dass sich dein Fett auf den Bauchraum konzentriert. Diäten mit einem niedrigen Kohlenhydratanteil haben sich für die Reduzierung von Bauchfett bestens bewährt.

Auch Personen, die unter hohem Blutdruck leiden, können das Beste aus einer Diät mit einem hohen Fett- und niedrigem Kohlenhydratanteil machen. Somit sinken die Risiken für einen Schlaganfall, Herzinfarkt etc. und sie können ohne Stress und Sorgen über jegliches potentielle Übermaß leben. Deshalb kannst du ab und zu auch mal ein Glässchen Rotwein genießen, wenn du normalerweise eine ketogene Diät befolgst, da sich dein Blutdruck nach einem gewissen Zeitraum automatisch reguliert.

Letztendlich kann die Ketogene Diät zu einer Verringerung der Symptome von verschiedensten Gehirnerkrankungen (z. B. Epilepsie) führen als auch das Risiko für Komplikationen des Zentralen Nervensystems, welche vor allen Dingen ältere Menschen bedrohen (wie Alzheimers oder Parkinson), reduzieren. Wir sind daran gewöhnt, dass wir glauben, dass kohlenhydratreiche Lebensmittel reich an vielen B-Vitaminen sind, welche für unser Gehirn lebensnotwendig sind. Aber da gehört schon noch ein bisschen mehr dazu, wobei dieses Denken korrekt ist. Wir können unsere Vitamin-B-Quellen einfach anpassen! Wieso nicht einfach Gemüse, Nüsse, Früchte und Hülsenfrüchte nutzen? Diese sind weitaus nahrhafter als Getreideprodukte und den Tonnen der verschiedensten Bäckereierzeugnisse, in dem die „guten" Nährstoffe der Körnerfrüchte unter dem hohen Anteil an Zucker und Zusatzstoffen verschwinden.

Wie du daraus schlußfolgern kannst, entziehst du durch die Ketogene Diät deinem Körper keine lebensnotwendigen Bausteine. Im Gegenteil, der Grundsatz dieser Diät ist, viele biologische Prozesse zu verbessern, während du dabei gleichzeitig lernst, bessere Quellen für notwendige Stoffe zu finden und nutzlose oder sogar schädliche Einflüsse zu verwerfen.

2.2. Das 1x1 der Diät

Obwohl die Ketogene Diät viele Vorteile hat, wird dringlich geraten, ein Blutbild erstellen zu lassen, bevor man startet. Vergiß nicht, dass dies ein Lebenswechsel ist, der dein Essverhalten drastisch ändert. Deshalb solltest du dich vor einer Diät immer erst von einem Arzt durchchecken lassen, um sicherzugehen, dass du unter keiner gesundheitlichen Beeinträchtigung leidest.

Worauf sollte man achten? Zuerst musst du dich versichern, dass dein Körper ausreichend Vitamine und Nährstoffe angereichert hat und alle Blutwerte auf einem normalen Niveau sind.

Als eine Goldene Regel gilt: Jeder, der sich – gesundheitlich betrachtet - in einer besonderen Situation befindet, wie zum Beispiel Schwangerschaft, Stillen, hoher Blutdruck, Diabetes, Nierenprobleme, hoher Cholesterolspiegel, Tumore, Blutarmut etc., muss vorsichtig sein, sich für die Ketogene Diät (oder jedes andere Programm, das eine Verringerung der Nahrungsmenge verlangt) zu entscheiden. Am besten wäre es, dass man sich in diesem Fall mit einem Arzt abspricht und seine Absichten mit ihm oder ihr diskutiert, bevor man mit der Ketogenen Diät anfängt. Obwohl die Ketogene Diät entwickelt wurde, um deine Gesundheit zu verbessern, sollten wir es nicht als eine allumfassende Behandlung ansehen, sondern eher als ein gewichtsreduzierendes, muskelerhaltendes, stoffwechselantreibendes und energiestimulierendes Konzept.

3.Leckere Rezepte

3.1. Do´s und Don´t beim Essen?

Die Ketogene Diät setzt nicht unbedingt ein vollständiges Auswechseln und Umwandeln deines Essens voraus. Die gute Nachricht ist, dass du viele Sachen, an die du schon gewöhnt bist, einfach weiter essen kannst – du musst einfach nur das Verhältnis ändern. Gibt es etwas, was du auf jeden Fall vermeiden solltest? In der Tat! Aber ist es schon fast ironisch, zu sagen, dass es nicht die Kohlenhydrate sind, die man ohne Gnade ausmerzen sollte. Ja, du kannst immer noch 20-60 Gramm kohlenhydratreicher Lebensmittel pro Tag zu dir nehmen! Was auf jeden Fall von deiner Diät gestrichen werden muss, sind künstliche Süßstoffe, welche hochgiftig und nutzlos sind und deren Zucker sich dem Ketoseprozess und deinen Zielen in den Weg stellen werden. Darfst du weiterhin etwas Süßes essen? In kleinen Mengen und von natürlichem Ursprung – ja. Du must dich einfach nur auf Früchte als deine Zuckerquelle beschränken.

Kohlenhydrate sollten limitiert werden, wenn auch nicht komplett eliminiert werden. Der Schlüssel zur Ketogenen Diät ist die

Tatsache, dass 60-70% deiner Kalorien von Fett, 20-30% von Proteinen und 5-10% von Kohlenhydraten stammen sollten. Daher könntest du sogar deine 1500-2000 Kalorien pro Tag beibehalten, falls du nur eine „sanfte Diät" brauchst, um dir beim Fit- und Gesundbleiben zu helfen. Für den Fall aber, dass du einen schnelleren Gewichtsverlust möchtest, musst du auch die Menge der täglich konsumierten Kalorien verringern, aber dabei nicht übertreiben! 1000-1500 Kalorien pro Tag können dich unter der Voraussetzung, dass du die oben aufgeführten Grundsätze befolgst, dabei unterstützen, einige Pfunde purzeln zu lassen. Bedeutet das, dass du nur ganz kleine Mengen Brot, Pasta, Getreideprodukte, Backwaren etc. essen darfst? In der Tat hast du den Nagel auf den Kopf getroffen. Kohlenhydratreiche Lebensmittel enthalten normalerweise auch eine hohe Kalorienanzahl. Deshalb darfst du nur kleine Mengen davon verzehren. Vergiß bitte auch nicht, dass Gemüse, Hülsenfrüchte und Samen neben anderen Inhaltsstoffen auch Kohlenhydrate enthalten, und du deinen täglich erlaubten Kalorienbedarf und Ketogenen Bestandteile über diese decken könntest. Dies hat einen bemerkenswerten Vorteil zur Folge: Du bekommst anstelle eines Haufens nutzlosen Weißmehls eine

Extraladung an Nährstoffen mit dazu geliefert.

Der größte Vorteil an der Tatsache, dass Fett unsere Hauptkalorienquelle ist, ist der Fakt, dass du deine Lebensmittelmengen teilweise reduzieren musst. Fettige Speisen habe auch einen hohen Kaloriengehalt und dadurch erreichst du deine Ketogenen Richtlinien, ohne deinen Teller füllen zu müssen. Die richtige Menge an nahrhaftem Öl, Mayonnaise, Butter, Sahne, Käse etc. deckt den Hauptteil deiner Kalorieneinnahme ab, während dich Proteine aus Fleisch, Milchprodukten, Hülsenfrüchten oder Eiern satt machen und gesund bleiben lassen. Wie sieht so etwas dann auf deinem Teller aus? Es könnte ein leckeres Omelett mit Schinken und Käse sein. Oder mit Schweinefleisch, etwas Reis und Gemüse gefüllte Paprikaschoten, mit einem großen Klecks Saurer Sahne angerichtet. Ist das nicht appetitlich und befriedigend? Ab und zu kannst du auch ein herzhaftes Steak mit grünen Bohnen und Käsesoße, Hühnchen und Gemüse in Kokosnusscurry und Erdnusssoße mit Kashewnüssen serviert, essen. Wenn du dich lieber für eine leichtere, einfachere Version entscheidest, dann kannst du einfach schnell mal einen Salat mit Fisch, Avocado, Fetakäse und Grünzeug zusammenwürfeln. Die Ketogene Diät ist relativ vielfältig und sättigend und hilft dir gleichzeitig, eine große Essensmenge durch deren schlaue Kalorienrichtlinien zu vermeiden. Du musst dir nicht den Magen mit Essen vollschlagen, nur um deinen Hunger zu befriedigen und deinen täglichen Kalorienbedarf zu decken. Dieses beruhigt deinen Stoffwechsel und steigert deine Energie. Dein Körper wird sich elastischer und leichter anfühlen und dabei genug Treibstoff für den ganzen Tag bekommen.

Was solltest du denn jetzt genau essen? Deine Proteine können viele verschiedene Ursprünge haben: Schwein, Rind, Geflügel, Fisch, Seafood und Krustentiere, Lamm, Kalb, Wild, Eier und jede Art von Milchprodukten. Idealerweise sollte Fleisch in seiner natürlichsten Form gegessen werden – roh oder nur leicht gekocht, gebacken, gegrillt, etc. Darfst du auch fleischähnliche Produkte wie Wurst oder Speck essen? Ja, das darf man, aber gehe bitte sicher, dass in der Liste der Inhaltsstoffe keine Stärke, Zucker oder jegliche andere Art von Kohlenhydraten vorkommt. Und wie sieht es mit Konserven aus? Das einzige Lebensmittel, dass du dir in dieser Form erlauben kannst, ist Thunfisch oder jede andere Art an Fisch/Seafood, solange deren

Zustand nicht zu stark durch den Konservierungsprozess verändert worden ist. Sind Soyaprodukte erlaubt? Ab und zu sollten diese kein Problem darstellen, aber übertreibe es bitte nicht. Soya enthält außerdem eine große Menge an Kohlenhydraten und man sollte sie deshalb wirklich nur sparsam und nur, wenn keine andere Kohlenhydratquelle in deinen Mahlzeiten vorhanden ist, verwenden.

Wenn es um Fett geht, auf dem deine Ketogene Diät basiert, sollte man am besten auf Olivenöl oder jedes andere nahrhafte Pflanzenöl (z. B. Macadamiaöl, Avocadokernöl, Walnussöl, Kokosnussöl, Mandelöl etc.) zurückgreifen. Der wichtigste Punkt ist, dass man die Menge an Omega-6-Fettsäuren reduziert (z. B. Sonnenblumenöl, Margarine, Mayonnaise, Soyabohnenprodukte, Samen, Maisöl etc.) und diejenigen Nahrungsmittel, die reich an Omega-3-Fettsäuren sind, bevorzugt, wie Oliven, Nüsse, Avocado, Lachs, Thunfisch, Seafood und andere Fischarten.

Es steht dir frei, jegliche Art an Gemüse in deinen Speiseplan mit einzubeziehen. Sei einfach nur vorsichtig, wieviele Kohlenhydrate diese, zusammen mit Vitaminen, Mineralien und Rohfasern, enthalten. Die besten Gemüsearten in der

Ketogenen Diät sind grüne Blattgemüse, Avocados, Tomaten, Gurken, Spargel, Beeteblätter, Sellerie, Möhren, Blumenkohl, Brokkoli, Kohl, Grünkohl, Mangold, Schnittlauch, Rosenkohl, Pilze, Oliven, Paprikaschoten, Zwiebeln, Lauch und Knoblauch, Spinat, Blattsalat etc., Rüben, Radieschen, Bambussprossen, Zucchini, Auberginen und Zuckerschoten. Meide Kartoffeln und vermindere die Menge an Kürbis, Erbsen, Bohnen, Linsen etc. Hülsenfrüchte sind eine gute Proteinquelle, aber enthalten auch relativ viele Kohlenhydrate und sollten dadurch nur in Maßen verzehrt werden! Kartoffeln und andere verwandte Gemüsesorten können deine Ketogenen Absichten untergraben und liefern keine großen Mengen an Nährstoffen; wirf sie einfach ohne Reue aus deinem Speiseplan raus.

Bei Früchten kann man sich gelegentlich die eher sauren Arten gönnen, bei denen die Zucker- und Kohlehydratmengen relativ niedrig sind, wie z. B. alle Beerenarten, Avocado, Kokosnuss, Zitrusfrüchte oder Melonen. Idealerweise solltest du diese Früchte in sehr kleinen Mengen verzehren, um deine Vitamine auszugleichen und deiner Verdauung mit Rohfasern zu helfen. Du kannst diese ungefähr zweimal pro Woche zu dir nehmen, aber ein täglicher Konsum behindert wegen des hohen Kohlenhydrat- und Zuckergehalts der meisten Früchte deine Ketogenen Ziele.

Darf man Nüsse und Samen essen? Obwohl viele von ihnen Kohlenhydratlieferanten sind, die manchmal sogar Zucker enthalten, sind sie wichtige Lieferanten der „guten" Fettsäuren, die du nicht übersehen solltest. Macadamianüsse, Kashews, Mandeln, Kürbiskerne, Pistazien etc. sind ein Vergnügen, welche dein ständiges Verlangen nach Essen lindern werden, deinen Bedarf an Vitaminen und Mineralstoffen decken und deinen Mahlzeiten einen leckeren Kick geben. Wenn deine Speisen keine anderen Kohlenhydratquellen enthalten, darfst du diese gerne mit einbeziehen.

Musst du denn jetzt den Kalorien- und Nährstoffgehalt von allem, was du isst (oder essen möchtest) im Auge behalten? Eigentlich schon. Die Ketogene Diät verlangt ein bestimmtes Maß an Selbstkontrolle und Disziplin. Solange die „Goldenen Regeln" und Verhältnisse, die vorher schon besprochen worden sind, befolgt werden, kannst du gerne richtig schlemmen und so kreativ wie möglich mit deinen Mahlzeiten sein. Gibt es genug Spielraum für ein wirkliches Vergnügen und kulinarischen

Erfindungsreichtum? Na klar! Es gibt eine ganze Menge Gerichte, die du mit der richtigen Kombination von Fleisch, Käse, Gemüse, Gewürzen und noch mehr fetthaltigen Zutaten, herzaubern kannst. Wenn du einfach nur deine täglich erlaubten Anteile von Nährstoffen berechnest und befolgst, dann hast du schon dein Ziel erreicht! Dein Verlangen nach exquisiten Geschmack, herzhaften Mahlzeiten, exotischen Lüsten, befriedigenden Speisen oder vernünftigen Portionen wird auf jeden Fall erfüllt.

3.2.Einfache und Leckere Ketogene Rezepte

Fetakäse, Schinken und Gemüse-Sommersalat

Hast Du es satt, Stunden mit dem Zubereiten von Essen und Kochen für deine Diät zu verschwenden? Fehlt dir ständig Zeit oder möchtest einfach lieber einen herzhaften, aber schnellen Snack oder Salat essen? Dies ist die perfekte Mahlzeit für solche Umstände.

Portionen und Zubereitungszeit
20-30 Minuten
5 Personen

Zutaten:
- 150 gr Schinken (in dünne Scheiben geschnitten)
- 1 Zwiebel
- 5 Tomaten
- 1 Gurke
- 1 Paprikaschote (grün oder rot)
- 200 gr Fetakäse (in Scheiben)
- Oregano zum Würzen
- Salz and Pfeffer
- 4 Esslöffel Olivenöl

- 14 Oliven (grün und schwarz)
- 2 Esslöffel Balsamicoessig

Zubereitung:

Bereite das Gemüse vor und schäle es, falls notwendig. Schneide die Tomaten in Stücke, die Gurke in Scheiben und die Paprikaschote in dünne Ringe. Mische alles in einer großen Schüssel gut durch und würze nach Geschmack. Danach gebe den Oregano, das Olivenöl, den Fetakäse und den Schinken mit dazu. Mische noch einmal alles gut durch und serviere den Salat auf Tellern. Bestreue alles mit Oregano, Essig und Pfeffer. Um diesen geschmackvollen Salat mit mehr Protein und Fett aufzuwerten, serviere ihn als Beilage zu jeder möglichen Fleischart, Rühr- oder Spiegeleiern, Fleischbällchen etc. Du kannst ihn natürlich auch so genießen, wenn du einen schnellen Snack, eine Vorspeise oder einfach nur ein leichtes Abendessen, welches den Magen nicht so stark mit zu viel Essen füllt, brauchst.

Kürbissuppe mit Cheddarkäse und Saurer Sahne

Du musst doch Kürbis nicht nur an Halloween essen! Diese nahrhafte Suppe kombiniert einen hohen Vitamingehalt mit einem seidigen, sanften Geschmack und einem hohen Fettgehalt. Obwohl du diese Suppe nur mit Saurer Sahne servieren kannst, peppt etwas Cheddarkäse alles noch mit einem unschlagbaren Geschmack und genug Protein auf.

Portionen und Zubereitungszeit
40 Minuten
2-3 Personen

Zutaten:
- 1 kg geschälter und ausgehöhlter Kürbis (Moschus oder Hokkaido)
- 1 Esslöffel Kreuzkümmel
- 2 Zwiebeln (fein gewürfelt)
- 2 Esslöffel Olivenöl
- Salz und Pfeffer
- 1 Knoblauchzehe (zerstampft)
- 3 Tassen Brühe
- 1/2 Esslöffel Koriander
- 200 gr Cheddarkäse (gerieben)
- Saure Sahne (5 Esslöffel)

Zubereitung:

Schäle den Kürbis, wirf die Samen weg und schneide das Kürbisfleisch in kleine Stücke. Alternativ kannst du es für einen spezielleren Geschmack auch anbraten und in deine Suppe mit einpürieren. Wärme das Olivenöl an und brate die Zwiebeln und den Knoblauch. Würze nach Geschmack, gib den Kürbis und die Brühe dazu. Mische alles durch und füge Salz und Pfeffer mit dazu. Falls du rohen Kürbis verwendest, lass alles für 20 Minuten köcheln, danach püriere die Suppe mit dem Standmixer. Nochmals aufkochen lassen und fertig zum Servieren! Gib noch etwas geriebenen Käse vor dem Servieren in alle Schalen (je nach Größe) und vermische die Suppe mit dem Käse. Am Schluss muss noch 1 Esslöffel Saure Sahne in jedes Schälchen verteilt werden. Genieße den Anblick und die Farbe dieser Mahlzeit und lass deinen Gaumen von der seltenen Geschmackskombination verwöhnen!

Hühncheneintopf mit Käse und Oliven

Dieses Gericht ist deine Ketogene Lösung für ein Familientreffen oder ein großes Abendessen. Es verlangt etwas Zubereitungszeit, aber das Resultat ist das Warten auf jeden Fall wert!

Portionen und Zubereitungszeit
40 Minuten
4-5 Personen

Zutaten:
- 1 kg Hühnchenbrust
- 1 Esslöffel Butter
- 200 gr Pesto (am besten Calabrese- oder Genovesearten)
- 1 Tasse Saure Sahne
- 2/3 Tasse Oliven (entsteint)
- Petersilie (1 Esslöffel)
- Estragon (2 Esslöffel)
- 100-200 gr Fetakäse (gerieben)
- 1-2 Knoblauchzehen (gehackt)
- Salz und Pfeffer
- Chilipulver je nach Geschmack

Zubereitung:

Lass Butter in einer Pfanne schmelzen. Gib das kleingeschnittene, gewürzte Hühnerfleisch in die geschmolzene Butter. Brate es, bis es eine goldbraune Farbe bekommt und übertrage es in eine Backform mit den Oliven, Käse und Knoblauch und mixe alles gut durch.. Vermische den Pesto und die Sahne in einer kleinen Schüssel und gib diese über die Fleischmischung dazu. Backe alles für 25-30 Minuten bei 360 C im vorgeheizten Ofen. Dieses Gericht wird warm serviert und kombiniert perfekt mit einem grünen, frischen Salat (z. B. Tomaten, Gurke etc.), Spinat, Blattsalat oder jedem anderen grünen Blattgemüse, welches mit Olivenöl und Essig angerichtet werden kann.

Gegrillter Lachs mit Mayonnaisedip

Das perfekte Gericht für einen besonderen Anlass. Mayonnaise macht dir in dieser Zusammenstellung mit solch gesunden und tollen Fettsäuren, als auch Proteinen, keinen Strich durch deine Rechnung.

Portionen und Zubereitungszeit
15 Minuten
4-5 Personen

Zutaten:
- 4-5 Lachsfilets
- 200 gr Mayonnaise
- 1 Zitrone
- Dill
- Grüne Blattgemüse (Blattsalat/Spinat/Endivien/Kapern)
- Salz und Pfeffer
- Chilischoten je nach Geschmack (gewürfelt oder gerieben)

Zubereitung:
Wickle die Lachsfilets in Aluminiumfolie. Mixe die Mayonnaise mit den Gewürzen, einem Esslöffel Zitronensaft und Dill in einer Schüssel durch. Gib diese Mischung auf den Lachs und lege alles auf den vorgeheizten

Grill. Grillzeit ungefähr 7 Minuten. Richte die Lachsfilets mit vielen Zitronenscheiben und Gemüse an. Streue etwas Dill über den Lachs und gib ein paar Tropfen Zitronensaft mit dazu.

Avocado-Thunfischsalat

Serviere dieses Gericht als eine Vorspeise oder ein leichtes Abendessen, wann immer nach einer schnellen und hochnahrhaften Ketogenen Lösung verlangt wird. Dieser Salat ist eine absolute Gaumenfreude, für die du keine ausgefallenen Zutaten brauchst. Seine exotische Nuance ist trotzdem unvergleichlich!

Portionen und Zubereitungszeit
3 Personen
10 Minuten

Zutaten:
- 3 Avocados
- Zitronensaft (2 Esslöffel)
- 1 Tomate
- Roher oder Dosenthunfisch (300-400 gr)
- Mehrrettichpaste (1/2 Esslöffel)

Zubereitung:

Wähle 3 reife Avocados aus und halbiere sie. Entferne das Avocadofleisch mit einem Löffel und gib den Zitronensaft dazu, um ein Braunwerden der Avocado zu vermeiden. Schneide die Avocado, Tomate und den Thunfisch in kleine Stücke und vermische alles mit dem Mehrrettich und Zitronensaft in einer Schüssel. Fülle diesen scharfen Thunfischmix mit einem großen Löffel in deine Avocadoschalen. Serviere diesen Salat als eine Vorspeise oder zum Frühstück oder Brunch. Durch seinen hohen Gehalt an Vitaminen und Nährstoffen gibt dir dieser Salat genug Energie für den ganzen Tag.

Ketogenes Omelette

Für dieses Gericht brauchst du keine teuren oder ausgefallenen Zutaten, du kannst es ganz einfach morgens zubereiten. Du musst einfach nur den Kühlschrank öffnen und Dir nach Belieben etwas von den unzähligen Produkten aussuchen, die Du darin aufbewahrst. Dieses Omelette ist das perfekte Frühstück, eignet sich aber auch hervorragend als Abendessen, falls die Zeit einmal knapp werden sollte und für etwas Anspruchsvolleres keine Zeit bleibt.

Portionen und Zubereitungszeit
15 Minuten
2-3 Portionen

Zutaten:
2 EL saure Sahne
6-7 Eier
1 EL Butter
2 kleine Frühlingszwiebeln (fein gehackt)
1 TL Oregano
½ rote oder gelbe Paprika (fein gehackt)
170g Cheddar Käse (gerieben)
140-170 g Kochschinken (fein gewürfelt)
4-5 Salatblätter (fein geschnitten für den Salat)
2 EL Olivenöl
1 EL Balsamessig
Salz und Pfeffer zum Abschmecken

Zubereitung:
Vermenge die Eier mit der sauren Sahen in einer Schüssel. Verrühre alles gut und würze mit Salz und Pfeffer. Gib zuletzt die Hälfte des geriebenen Cheddar Käse hinzu und stelle die Mischung beiseite.
Zerlasse die Butter in einer großen Pfanne und gib den Schinken, Paprika und die Frühlingszwiebeln in die Pfanne und brate

sie goldbraun an. Füge nach wenigen Minuten die Eiermischung hinzu und lasse sie stocken, ohne die Seiten anzubrennen. Streue den Rest Käse über das Omelette und nimm es dann vom Herd. Mische den Salat mit Olivenöl und Essig und serviere ihn mit dem Omelette.

Gebackene Garnelen mit Schafskäse

Tomaten und Schafskäse sind bekannterweise ein kulinarisches Traumpaar, doch wie schmeckt es, wenn man sie zusammen mit Garnelen zubereitet? Würde der Geschmack der Garnelen nicht von den Tomaten und dem Käse überlagert? Die Antwort lautet Nein. Dieses Gericht bereitet Garnelen auf eine köstliche ketogene Art zu, die obendrein einfach und kostengünstig ist. Am besten ist es, wenn man dafür frische Tomaten verwendet, doch auch Tomaten aus der Dose sind erlaubt.

Portionen und Zubereitungszeit
45 Minuten
4 Portionen

Zutaten:

1 kg Garnelen
4 EL Olivenöl
1 Stange Lauch (gewürfelt)
4 Zehen Knoblauch (fein gehackt)
1TL Oregano
120-140 g Schafskäse
2 TL Minze
1kg Tomaten
Salz und Pfeffer zum Abschmecken

Zubereitung:
Erhitze das Olivenöl in einer großen Pfanne und gib den Lauch, Knoblauch und Salz und Pfeffer hinzu. Brate die Mischung ca. 7-8 Minuten unter Rühren an und nimm sie dann vom Herd. Schäle die Tomaten und schneide sie in Spalten. Heize den Ofen auf 360 C vor. Gib die Tomaten in die Pfanne. Würze die Mischung gut und koche alles für weitere 10 Minuten. Gib dann alles in eine Auflaufform. Vermenge die Garnelen in einer Schüssel mit dem Olivenöl, Salz und Pfeffer und verteile sie über der Tomatenmischung in der Auflaufform. Bestreue alles mit Schafskäse und Oregano. Backe die Mischung für 12-15 Minuten im Backofen (bis der Käse goldbraun ist). Lasse sie danach kurz abkühlen und streue Minze darüber. Das gibt einen vorzüglich frischen Geschmack.

Serviere den Auflauf mit Salat oder Spinatsalat, wenn Du das Gericht als Hauptgang servieren möchtest.

Hühnereintopf mit Blumenkohl

Wenn Du gerne Huhn isst und gesundes Gemüse genießen möchtest, das obendrein wenige Kohlehydrate enthält und gut für die Figur ist, dann ist dieses seltene Blumenkohlgericht vielleicht etwas für Dich. Auf den ersten Blick scheint es nicht unbedingt die perfekte Kombination mit dem klassischen Hühnchen zu sein, doch Du wirst erstaunt sein, wie köstlich dieser gut gewürzte ketogene Eintopf schmeckt.

Portionen und Zubereitungszeit

75 Minuten

6 Portionen

Zutaten:

6 Hühnerschlegel

1 Blumenkohl (in mundgerechte Stücke zerkleinert)

75 g Paprika (fein gewürfelt)

1 Dose gewürfelte Tomaten

5 Knoblauchzehen (fein gehackt oder zerdrückt)

2 EL Olivenöl

1-2 Zwiebeln (fein gehackt)

14 Oliven (entkernt und halbiert)

60 g Schafskäse

1 TL Zimt

½ TL Thymian

2 EL frisch gehackte Petersilie

Salz und Pfeffer zum abschmecken

Zubereitung:

Brate zuerst die Hühnerschlegel in Olivenöl in einer großen Pfanne an. Achte dabei darauf, dass jede Seite für ca. 5 Minuten gebräunt wird. Gebe die Schlegel auf einen Teller und stelle sie beiseite. Gebe noch etwas Olivenöl in die Pfanne und brate die

Zwiebeln kurz an. Füge Salz und Pfeffer hinzu und lasse sie unter ständigem Rühren für 10 Minuten köcheln. Gib dann den Knoblauch hinzu und bräune alles an, füge dann die Tomaten und Gewürze hinzu. Gib den Blumenkohl und die Oliven in die Pfanne und lasse alles für 15-20 Minuten köcheln, bis das Hühnerfleisch gar ist. Nimm die Pfanne vom Herd und rühre die Petersilie unter die Mischung (je aromatischer der Eintopf ist, desto besser). Bestreue es vor dem Servieren mit Schafskäse. Lass es Dir schmecken und bleib gesund!

Schweinekoteletts mit Blauschimmelkäse und grünen Bohnen

Dieses Gericht eignet sich ganz besonders, wenn du einmal nicht so sehr auf die Kalorien achten möchtest und du nur Wert darauf legst, dass die Mahlzeit konsequent ketogen ist! Dieses Rezept für Schweinekoteletts gibt dem Gericht eine raffinierte Blauschimmelnote, ohne die es eher langweilig und fade schmecken würde. Dennoch ist dieses Gericht exzellent als Mittagessen oder Abendessen mit Freunden. Serviere es einfach als Hauptgericht.

Portionen und Zubereitungszeit

20-25 Minuten

5 Portionen

Zutaten:

5 Schweinekoteletts

200 g Blauschimmelkäse (zerkleinert)

115 g Gorgonzola (zerkleinert)

450 ml saure Sahne

200 g grüne Bohnen

2 EL Butter

2 EL Thymian

Salz und Pfeffer zum Abschmecken

Zubereitung:

Zerkleinere den Blauschimmelkäse in einer Pfanne und erhitze ihn, bis er schmilzt. Füge die saure Sahne hinzu und lass die Mischung für 3-4 Minuten köcheln. Zerlasse die Butter in einer anderen Pfanne und brate darin die Schweinekoteletts für ca. 12-15 Minuten. Brate die gewaschenen und geputzten grünen Bohnen in einer anderen Pfanne für ca. 10-13 Minuten. Richte die Bohnen auf einem Teller an und gib die Käsecreme darüber. Richte darauf die Koteletts an und bestreue alles mit geriebenem Gorgonzola. Serviere die Koteletts sofort und genieße den wärmenden köstlichen Geschmack!

Hühnchen in Metaxasauce

Hast du Lust auf ein Gericht mit hohem ketogenen Gehalt, das gleichzeitig köstlich exotisch schmeckt? Dann probiere einmal diese raffinierte Sauce mit Metaxalikör an einer saftigen Hühnerbrust. Dabei kommen dir die diätfreundlichen Proteine zugute, die in einer cremigen Sauce mit hohem Fettgehalt gebacken werden. Überdies wird dich der unwiderstehliche Geschmack überzeugen und du wirst dieses Gericht sicher noch öfter zubereiten.

Portionen und Zubereitungszeit

20-25 Minuten

4 Portionen

Zutaten:

700 g Hühnerbrust (in großen Stücken belassen)

3 EL Olivenöl

1 Zwiebel

2 rote Paprika

3-4 TL Metaxa

3-4 TL Tomatenmark

200 g saure Sahne

Geriebener Käse (Cheddar, Emmentaler oder Parmesan)

100 ml Joghurt

Eine Prise Pfeffer und Kreuzkümmel

Salz

Zubereitung:

Bereite zuerst das Fleisch vor. Schneide die Hühnerbrust in mittelgroße oder große Stücke und schneide die Zwiebel in dünne Scheiben. Vermenge das Huhn und die Zwiebeln in einer großen Schüssel zusammen mit dem Joghurt, den Gewürzen und 2 Teelöffel Olivenöl. Lasse die Mischung für 4-5 Stunden ruhen (du kannst sie auch über Nacht ruhen lassen, wenn du ausreichend Zeit dafür hast). Schneide die Paprika in Streifen und gib sie in die Pfanne, in der du die Hühnchenmischung mit ein wenig Olivenöl anbrätst. Gib nach ca. 4-5 Minuten den Metaxalikör dazu. Vermenge alles gut und bringe es zu Köcheln. Gib dann die saure Sahne und das Tomatenmark hinzu. Lass alles für ca. 5-6 Minuten köcheln. Gib die Mischung in einen Kochtopf und streue großzügig den Käse darüber. Backe die Mischung im vorgeheizten Backofen (ca. 350°C) ca. 12-15 Minuten lang. Der Käse sollte geschmolzen und goldbraun sein. Guten Appetit, doch denke daran, die empfohlene Verzehrmenge nicht zu überschreiten. Die Versuchung ist bei diesem Gericht groß!

Eintopf mit Kohl und Schweinefleisch

Für dieses Gericht kannst du auch gut Fleisch oder Kohl vom Vortag verwenden, den du eigentlich für deinen Salat gekauft hast. Die Zutaten scheinen auf den ersten Blick gewöhnlich, doch du kannst dieses Gericht mit einigen Gewürzen so richtig aufpeppen.

Portionen und Zubereitungszeit

40 Minuten

5-6 Portionen

Zutaten:

1 Kohl

2 gehackte Zwiebeln

Salz und frisch gemahlener schwarzer Pfeffer

600 g Schweinefleisch (in dünne Scheiben geschnitten)

2 Knoblauchzehen (zerdrückt)

500 ml Fond

2 EL Olivenöl

2 Lorbeerblätter

½ EL getrockneter Salbei

½ EL Thymian

Rote Chiliflocken zum Abschmecken

Zubereitung:

Brate die Zwiebeln in einer großen Pfanne in Olivenöl goldbraun an. Hacke den Kohl fein und schneide das Schweinefleisch in 3-4 cm dünne Stücke. Wenn die Zwiebeln goldbraun sind, gib den Fond hinzu und stelle die Temperatur auf mittlere Hitze. Wenn die Mischung zu köcheln anfängt, gib das Fleisch hinzu. Vermenge alles gut und achte darauf, dass die Fleischstückchen nicht aneinander haften bleiben. Gib den Kohl dazu und lasse alles für 30-35 Minuten zugedeckt köcheln, bis alle Zutaten weich sind. Füge alle Gewürze hinzu (einschließlich des zerdrückten Knoblauchs) und streue Chiliflocken darüber, bevor du es vom Herd nimmst. Du kannst das Gericht heiß oder warm in großen Schüsseln servieren. Genieße diese gesunde ketogene und erfrischend gewürzte traditionelle Mahlzeit.

3.3. Innerhalb einer Woche in ketogenen Zustand

Die Ketogene Diät baut mit ihrem Effekt, den sie auf dein Gewicht und Gesundheit hat, auf einem speziellen Grundsatz auf, und zwar die Fähigkeit, den Prozess der Ketose zu stimulieren, welcher eine besondere Art von „Treibstoff" in deinem Körper zur Verfügung stellt, wenn nicht genug Glukose vorhanden ist. Ketogene Programme oder Diätpläne veranlassen die Produktion von Ketonen in unseren Körpern, wenn ein besonderer Zustand durch die reduzierte Einnahme von Kohlenhydraten und einer mäßigen Zugabe von Proteinen erreicht wird. Unsere Leber produziert Ketone aus den vorhandenen Fetten und verteilt diese dann über den gesamten Organismus (das Gehirn mit einbezogen). Diese sind eine wertvolle Energiequelle. Der Trick, eine größere Menge an fetthaltigen Speisen während der Ketogenen Diät zu konsumieren, bedeutet letztendlich, dass man seinem Körper eine ausreichende Menge an diesen Substanzen zur Verfügung stellt, so dass die Leber genug Fette zur Treibstoffproduktion findet, ohne andere Verdauungsprozesse zu beeinflussen. Während ketogenen Programmen zehrt unser Körper an Fett als Hauptenergiequelle. Und da du weniger Kohlenhydrate und nur etwas Zucker isst, sinken die Insulinspiegel und deine Leber verwertet weiter Fett. Normalerweise rutscht man nach ungefähr 3 Tagen nach dem Start einer Diät mit wenig Kohlenhydrat- und Zuckerkonsum in den Zustand der Ketose.

Ein Engiftungsprogramm basiert auf dem gleichen Ketoseprozess und sporadisches Fasten ist ein etwas drastischer Ansatz, um Gewicht zu verlieren. In einem solchen Programm kann dein Körper nach 48-72 Stunden Fastens in die Ketose versetzt werden. Eine hervorragende Kombination ist eine Ketogene Diät zwischen sporadischem, mildem Fasten (welches aus dem Weglassen einiger Mahlzeiten, z. B. dem Abendessen besteht) durchzuführen, um deinem Körper die Chance zu geben, den Ketoseprozess zu beschleunigen. Alternativ kannst du eine normale Ketogene Diät für 5 Tage durchführen und dann auf ein 2-tägiges Fasten pro Woche ausweichen, bei dem du deinem Körper nur Wasser oder Tee am Tag zuführst oder die Anzahl an Mahlzeiten verringerst. Solch ein Diätplan erlaubt dir, 2-3 Kilos während der ersten 7 Ketogenen Tage zu verlieren. Falls du dich mehr um das Halten deines Gewichtes oder deine generelle Fitness sorgst, und dir ein langsamer Gewichtsverlust über mehrere Wochen oder

Monate lieber ist, dann kannst du deine normalen 3 Mahlzeiten pro Tag essen und stimulierst die Ketose nur über die Auswahl deiner ketogenen Nahrungsmittel. Du wirst trotzdem mindestens ein Kilo während der ersten sieben Tage verlieren und weiterhin langsam, aber stetig schlank werden, da du die Art der Lebensmittel, die du verzehrst, sorgfältig überwachst und allen Regeln der Ketogenen Diät, die in diesem Buch aufgeführt sind, folgst.

Einer der wichtigsten Vorteile der Ketose ist, dass das Verbrennen von Fett mit einer Verringerung des Hungergefühls einhergeht (unter dem wir normalerweise leiden, wenn wir uns auf eine Diät setzen) und unseren Körper mit der notwendigen Energie versorgt, um optimal den ganzen Tag zu funktionieren. Der Verzehr der richtigen Speisen im optimalen Verhältnis, und das Fallen in die Ketose, garantieren uns eine gesunde Diät, die nicht mit den normalen Nebeneffekten anderer Diäten daherkommt, z. B. Essanfälle, Schwindelgefühle, Schlappheit, Selbstopfer etc. Man kann wirklich einfach sagen, dass die Ketogene Diät eine gute Alternative zum Fasten ist (einem Prozess, der in einer schnelleren und extremeren Ketose resultiert). Wie du vielleicht schon weißt, erlaubt das Fasten neben einer Gewichtsregulierung auch eine Regenerierung deiner Zellen. Aus vielen Gründen ist es deshalb ein fester Bestandteil in vielen Lebensstilen und Philosophien, nachdem Wissenschaftler eine Beziehung zwischen der Langlebigkeit unserer Vorfahren und ihren Fastengewohnheiten (oftmals standen nicht genug Lebensmittel zur Verfügung oder man musste eine lange Zeit nach ihnen suchen) entdeckten. Im Gegensatz zu Erwartungen hatte dieser unbeabsichtigte Vorgang einen positiven Effekt auf ihre Gesundheit. Ketose aktiviert weiterhin einen wichtigen Vorgang in unserem Körper, eine Art Zellreparatur, die mit ihrer Fähigkeit, oxidativen Stress zu reduzieren und den Körper entgiftet, zusammenhängt. Ketose ist der beste Weg, sicherzugehen, dass dein Körper anfängt, sich von seinem eigenen Gewebe „zu ernähren", aber nicht irgendeine Art Gewebe, sondern nur die „schlechten", alten, Fett- oder zerstörten Zellen werden geopfert. Im Prinzip ist dieses das Goldene Gesetz („Das Überleben des Stärksten") im Ketoseprozess! Dein Körper „verzehrt" die unerwünschte Körpermasse, und ein wichtiger Teil davon ist Fett. Deshalb sind Ketogene Programme beim Abnehmen, neben ihren vielen anderen, positiven Auswirkungen auf die Gesundheit, so effizient.

Fasten, als auch Diäten mit niedriger Kohlenhydratzunahme, können eine langfristige Ketose herbeiführen. Wenn der Körper seine Energie aus Zucker bezieht, dann verhindern die hohen Insulinspiegel, dass wir dünner werden, da das Körperfett in uns gespeichert und blockiert wird und nicht produktiv für viele verschiedene Zwecke genutzt werden kann. Ketose ruft genau das Gegenteil hervor: Sie legt die Fettreserven frei und zwingt den Körper, diese zu verwerten. Welcher unglaubliche Effekt geht daraus hervor und wieso nutzten so viele Diäten das Prinzip der Ketose? Die Antwort ist einfach: Ketose ist das Äquivalent eines fettverwertenden Stadiums, in welcher unser Körper hineinversetzt wird, wenn wir wissen, welche bestimmten Lebensmittelarten wir meiden sollen und wie wir unsere Speisen organisieren. Durch die Zersetzung seines eigenen Fettes zum Überleben hilft uns unser Körper, abzunehmen und gleichzeitig gesund zu bleiben. Mit Ketose verlieren wir keine Muskelmasse, sondern nur Körperfett. Erinnerst du dich an die Goldene Regel des Überleben des Stärksten? Das ist, worum es bei Ketose eigentlich geht: Muskelgewebe sollte erhalten werden, während Fett gehen muss. Eine Diät mit hohen Protein- und niedrigem Kohlenhydratgehalt stellt dir die perfekte Formel zur Verfügung, um den

Zustand von Ketose zu erreichen und diese langfristig zu fördern, ohne dass man hungern muss.

Wie trägt der hohe Fettgehalt der Ketogenen Diät zu ihrem allgemeinen Nutzen bei? Wissenschaftler haben entdeckt, dass die Einnahme von Fett anstelle Kohlenhydraten nicht auf unseren Hüften landet, nachdem wir es vorher schon durch Ketose verloren haben. Und es wird auch nicht den fettverbrennenden Prozessen, in die unser Körper eintritt, entgegenwirken und diese nichtig machen. Im Gegenteil, es wird uns dabei helfen, uns nicht hungrig zu fühlen, während wir keine Kohlenhydrate zu uns nehmen. Es ist eine Tatsache, dass uns Kohlenhydrate schnell und lange satt machen; deshalb essen Leute eine Unmenge an Brot, Pasta, Pizza, Keksen und vielem mehr. Diese besänftigen durchaus unseren Hunger. Aber, sie machen uns auch gleichzeitig dick.

Ketose kommt mit einem Partner - einem Schutzmechanismus, der anspringt, sobald wir der Tatsache ins Auge sehen müssen, dass wir längere Zeit ohne Essen überleben zu haben - einher. Aus diesem Grund springt diese Form von genetischer Reparatur an, nachdem du deinen Körper darauf trainierst, sich regelmäßig in Ketose zu versetzen.

Dieses setzt eine relativ disziplinierte Einstellung zu Lebensmitteln und langfristigem Ändern der Essengewohnheiten voraus. Wenn Ketose ein Normalzustand deines Körpers ist, dann hilft sie dir dabei, länger gesund und jung zu bleiben. Ketose ist auf eine gewisse Art ein wesentlicher Mechanismus unseres eigenen Körpers, welcher dir hilft, degenerierte, nutzlose oder ungewünschte Zellen loszuwerden. Man kann damit sogar die Bildung und Vermehrung von Krebszellen vorbeugen. Trotzdem musst du immer daran denken, dass du die Ketogenen Prinzipien über mehrere Monate und Jahre befolgen musst, um von diesem eher langsamen und sanften, aber bewiesenen Schutz der Zellenregeneration, zu profitieren.

4.FAQ zur ketogenen Diät

Können wir Ketose in 7 oder weniger Tagen erreichen? Wie lange dauert es normalerweise, dieses Stadium zu erreichen?

Der genaue Zeitraum variiert von einer Person zur anderen. Wissenschaftler behaupten, dass Frauen schneller als Männer Ketose erreichen (in ungefähr 48 Stunden). Man muss auf jeden Fall die folgenden Faktoren berücksichtigen: Ist es das 1. Mal, dass du einem strikten, durchdachten und gut kalkulierte Ketogenem Programm folgst? Isst du normalerweise viele kohlenhydrat- und zuckerreiche Produkte? In diesen Fällen braucht dein Körper einige Tage, um eine komplette Ketose zu erreichen. Normalerweise sollte sich dein Körper nach 2-5 Tage in Ketose versetzen.

Muss man Kalorien zählen?

Obwohl die Ketogene Diät nicht unbedingt ein Diätprogramm mit verringerter Kalorienzufuhr ist, ist es notwendig, dass du deine tägliche Kalorienaufnahme und deren Ursprung verfolgst, um die idealen Verhältnisse zwischen den einzelnen Lebensmittelgruppen zu bewahren. Falls du übergewichtig bist und während eines bestimmten Zeitraums abnehmen möchtest, dann darfst du gerne deine Kalorienmenge verringern, nicht nur deine Kohlenhydratzufuhr.

Wieviele Kilos kannst du in 7 Tagen abnehmen?

Es ist selbstverständlich, dass Sport und ein aktiver Lebensstil einen Gewichtsverlust beschleunigen. Dieses solltest du anstreben, falls du deinen Gewichtsverlust zum Maximum antreiben möchtest. Andererseits wirst du ungefähr 1 Pfund pro Tag während der ersten 2-3 Tage abnehmen und diese Geschwindigkeit wird sich halten oder erhöhen, nachdem sich dein Körper an die Ketogenen Prinzipien gewöhnt hat und du Ketose zu einem Normalzustand gemacht hast.

Sind Kaffee und Alkohol während der ketogenen Diät erlaubt?

Kaffe stellt für dein Gewicht nicht so eine große Gefahr dar, wie du vielleicht denkst. Tatsächlich ist es erwiesen, dass Kaffee dem Körper bei der Fettverbrennung behilflich sein kann und sogar Cellulite reduzieren kann. Dennoch wäre es ratsam, wenn du es dir zur Gewohnheit machst, schwarzen Kaffee zu trinken und das auch nur in Maßen.

Auf jeden Fall sollte Kaffee nicht den Großteil deiner täglichen Flüssigkeitszufuhr ausmachen (ca. 2 Liter) oder ein Ersatz für die gesünderen Getränke wie Tee oder Wasser sein. Was den Alkohol angeht, so ist weithin bekannt, dass dieser dem Körper – und deiner Diät - Kalorien zuführt. Daher solltest du dir gut überlegen, ob du Alkohol zu dir nehmen willst, wenn du schnell Gewicht verlieren möchtest. Außerdem enthalten viele alkoholische Getränke wie Wein, Bier, Cocktails und Champagner, etc. Kohlenhydrate. Und es wäre doch schade, wenn dein täglicher Bedarf an Kohlehydraten ausschließlich von alkoholischen Getränken gedeckt würde! Daher ist es ratsam, Alkohol nur in Maßen zu genießen oder gar gänzlich zu vermeiden. Wenn du aber doch einmal „sündigen" möchtest und du Alkohol ergänzend zu deiner fetthaltigen und proteinreichen Mahlzeit genießen möchtest, dann wähle einen Brandy, Whisky, Magenbitter oder andere Getränke mit wenig Zucker und Kohlehydraten.

Was passiert, wenn du deine ketogene Diät unterbrichst?

Wenn du zu Weihnachten die ein oder andere mannigfaltige Mahlzeit genießt oder mit deinem Keto-Programm auf einer Party mogelst, wird das sicherlich nicht alles zerstören, was du dir mit deinem ketose-freundlichen Ernährungsplan so hart erarbeitet hast. Du wirst danach vielleicht 1-2 Kilo mehr auf den Hüften haben, doch solche „Fehltritte" sind durchaus akzeptabel, vorausgesetzt sie bleiben die Ausnahme und du fängst nicht plötzlich an, unzählige Kohlenhydrate in dich hinein zu schlingen. Das wäre absurd und kindisch, oder nicht? Es ist außerdem davon abzuraten, unterschiedliche Diäten im Wechsel zu probieren (zumindest keine ketogene und eine kohlehydrathaltige Diät) oder deine ketogene Diät über mehrere Tage oder Wochen auszusetzen, wenn du tatsächlich ketogen leben möchtest und du deine Ziele erreichen willst. Das kann im Körper Verwirrung stiften anstatt dem angestrebten ketogenen Programm. Du wirst somit nur deine Fitness untergraben und dem Gewichtsverlust entgegenwirken.

Schlussfolgerung oder Wie geht es weiter?

Die ketogene Diät ist keine radikale Ernährungsweise, sie ist leicht durchzuhalten, befriedigend und ein sehr effektives Mittel zum Gewichtsverlust. Du wirst dabei keinen Stress erleiden oder viel entbehren müssen. Vergiss dabei nicht, dass die Diät zwar auf einer geringen Kohlehydratzufuhr beruht, aber dennoch nicht komplett auf Kohlehydrate verzichtet! Dadurch, dass du bestimmten Genüssen nicht völlig entsagen musst - auch wenn du sie nur in kleinen Mengen und zur Befriedigung deiner Gelüste zu dir nehmen solltest – kannst du dir so ein Gefühl der Balance und Freiheit bewahren.

Es ist dabei allerdings wichtig, dass du mit der ketogenen Diät nicht einfach spielen solltest. Du solltest sie ernst nehmen! Du kannst die ketogene Ernährung nicht einfach an und ausschalten oder nur nach Belieben folgen. Es ist unerlässlich, dass du deinen Körper in einen Zustand der tiefen Ketose versetzt und ihn die Vorteile daraus ziehen lässt. Idealerweise solltest du dieser Diät über Monate folgen, und falls du ausschließlich positive Auswirkungen beobachten kannst (d.h. dass deine Gesundheit in keinster Weise beeinträchtigt ist), dann gibt es keinen Grund, diese Ernährungsweise wieder aufzugeben. Die ketogene Diät ist vernünftig, ausgewogen und nahrhaft genug, um ihr ein Leben lang zu folgen. Sie schont die Muskulatur, verbrennt Fett, gibt Energie, erhöht den Stoffwechsel und ist gut für die Fitness, alles Qualitäten, die ein gesundes

Leben begünstigen. Obendrein sind die Mahlzeiten reichlich und lecker und befriedigen sowohl die Sinne als auch die Bedürfnisse deines Körpers.

Es ist wichtig, vielerlei Arten von Proteinen, Fetten und Kohlehydrate zu sich zu nehmen. Dabei ist es ideal, von einem auf den anderen Tag die Zutaten zu wechseln. Esse nicht einfach eine Woche lang nur Hühnchen, Pilze und saure Sahne. Du kannst die Liste der erlaubten Lebensmittel voll ausschöpfen und deinen ganz persönlichen Ernährungsplan (und sogar ein Kochbuch) für 1-2 Wochen im Voraus erstellen, um deine Ernährung optimal zu gestalten. Natürlich kannst du nicht jede Mahlzeit im Voraus planen, dennoch solltest du einen Überblick über die Lebensmittel behalten, die du innerhalb von 1-2 Wochen benötigst, um deine Mahlzeiten abwechslungsreich, ausgewogen und so gesund wie möglich zu gestalten.

Wie bereits erwähnt, ist Kurzfasten sehr gut dazu geeignet, wenn du regelmäßig entgiften und noch schnellere Effekte erzielen möchtest. Dabei kannst du ½ oder 2/3 Tage oder sogar 1-2 Tage am Stück fasten, falls du den Genüssen widerstehen kannst! Du wirst dadurch noch mehr Erfolge erzielen und deinen Körper schneller in einen intensiveren Zustand der Ketose versetzen, der deinen regulären ketogenen Ernährungsplan bestens ergänzt. Du kannst gleich damit anfangen, indem du die leckeren Rezepte in diesem Buch ausprobierst!

Impressum

Wichtiger Hinweis:

Die in diesem Buch enthaltenen Informationen dienen ausschließlich informativen Zwecken und dürfen unter keinen Umständen als Ersatz für eine professionelle Beratung oder Behandlung durch ausgebildete und anerkannte Ärzte angesehen werden. Diese beinhalten keinerlei Empfehlungen bezüglich bestimmter Diagnose- oder Therapieverfahren. Die Inhalte dürfen niemals als eine Aufforderung zur Selbstbehandlung oder als Grundlage für Selbstdiagnosen und -medikation verstanden werden. Die Informationen spiegeln lediglich die Meinung des Autors wieder. Der Autor übernimmt für die Art oder Richtigkeit der Inhalte keine Garantie, weder ausdrücklich noch impliziert.

Sollten Inhalte des Buches gegen geltendes Recht verstoßen, dann bittet der Autor um umgehende Benachrichtigung. Die betreffenden Inhalte werden dann umgehend entfernt oder geändert.

Haftung für Links

Das Buch enthält Links zu externen Webseiten Dritter, auf deren Inhalte wir keinen Einfluss haben. Deshalb können wir für diese fremden Inhalte keine Gewähr übernehmen. Für die Inhalte der verlinkten Seiten ist stets der jeweilige Anbieter oder Betreiber der Seiten verantwortlich. Die verlinkten Seiten wurden zum Zeitpunkt der Verlinkung auf mögliche Rechtsverstöße überprüft. Rechtswidrige Inhalte waren zum Zeitpunkt der Verlinkung nicht erkennbar. Eine permanente inhaltliche Kontrolle der verlinkten Seiten ist jedoch ohne konkrete

Anhaltspunkte einer Rechtsverletzung nicht zumutbar. Bei Bekanntwerden von Rechtsverletzungen werden wir derartige Links umgehend entfernen.